JUGOS PARA ADELGAZAR

Recetas Deliciosas Para Perder Peso

De Forma Saludable

Maricela R. Hernández

Primera Edición: Diciembre de 2023

Publicado Por: Editorial Esencia Literaria

Prólogo

Bienvenido a "Jugos Para Adelgazar: Recetas Deliciosas Para Perder Peso De Forma Saludable". Estoy emocionada de que hayas decidido embarcarte en este viaje hacia un estilo de vida más saludable y equilibrado. A lo largo de las páginas de este libro, descubrirás no solo la deliciosa experiencia de disfrutar jugos frescos y sabrosos, sino también cómo esta práctica puede convertirse en una poderosa herramienta para alcanzar tus objetivos de pérdida de peso.

El mundo moderno nos presenta una multitud de opciones cuando se trata de métodos para perder peso. Sin embargo, "Jugos Para Adelgazar" se aparta de las tendencias efímeras y se sumerge en la riqueza de la nutrición natural y fresca. Aquí, encontrarás una colección de recetas meticulosamente seleccionadas que no solo te ayudarán en tu búsqueda de adelgazamiento, sino que también te deleitarán con su sabor y versatilidad.

Este libro no promete soluciones mágicas ni restricciones extremas. En cambio, te invita a integrar jugos saludables en tu rutina diaria, proporcionándote una fuente abundante de nutrientes esenciales. Cada receta ha sido diseñada con cuidado, teniendo en cuenta la combinación adecuada de frutas, verduras y superalimentos que no solo impulsarán tu metabolismo, sino que también te brindarán energía sostenible a lo largo del día.

Al adoptar la filosofía de "Jugos Para Adelgazar", estás abrazando un enfoque equilibrado y sostenible hacia la pérdida de peso. Este libro no solo te ofrece recetas, sino también información valiosa sobre los beneficios nutricionales de cada ingrediente. Comprenderás cómo estos jugos no solo impactan tu figura, sino también tu bienestar general.

Además, "Jugos Para Adelgazar" reconoce la importancia de disfrutar del proceso. Las recetas han sido seleccionadas no solo por su eficacia, sino también por su sabor delicioso. Este libro te desafía a explorar nuevos sabores y a descubrir el placer de alimentar tu cuerpo con ingredientes frescos y naturales.

Así que, prepárate para sumergirte en el mundo de los jugos saludables, donde la pérdida de peso se encuentra en armonía con la nutrición deliciosa. Con "Jugos Para Adelgazar: Recetas Deliciosas Para Perder Peso De Forma Saludable", estás dando el primer paso hacia un cambio positivo y duradero en tu vida. ¡Salud por tu bienestar y tu nuevo camino hacia una versión más saludable de ti mismo!

Con Cariño, Maricela R. Hernández.

Índice

Introducción

En tu búsqueda de un estilo de vida más saludable y la consecución de tus metas de **pérdida de peso**, la incorporación de jugos se presenta como una herramienta valiosa y refrescante. Los jugos, preparados con ingredientes frescos y nutritivos, ofrecen una alternativa deliciosa para mejorar tu bienestar general y acelerar tu proceso de adelgazamiento.

En primer lugar, los jugos son una fuente concentrada de vitaminas, minerales y antioxidantes esenciales. Al integrar estos nutrientes en tu dieta diaria a través de jugos frescos, estás proporcionando a tu cuerpo los elementos necesarios para optimizar sus funciones metabólicas y apoyar el proceso de quema de grasas. Estos líquidos vivificantes actúan como un impulso de vitalidad, ofreciendo una explosión de nutrientes fácilmente absorbibles que tu cuerpo puede utilizar de inmediato.

La hidratación es un aspecto fundamental para el adelgazamiento saludable, y los jugos desempeñan un papel clave en este proceso. No solo satisfacen tu sed de manera deliciosa, sino que también aportan el beneficio adicional de micronutrientes que el agua simple no proporciona. Mantenerse bien hidratado es esencial para garantizar un funcionamiento metabólico eficiente y una eliminación adecuada de toxinas, ambos elementos cruciales para alcanzar tus objetivos de pérdida de peso de manera sostenible.

Además, los jugos ofrecen una opción sabrosa y versátil para incorporar una variedad de frutas y verduras a tu dieta diaria. Esta diversidad nutricional es esencial para mantener un equilibrio adecuado de nutrientes, asegurando que tu cuerpo reciba una gama completa de vitaminas, minerales y fitonutrientes. La inclusión de estos elementos nutritivos promueve no solo la pérdida de peso, sino también la salud general, fortaleciendo tu sistema inmunológico y mejorando la función celular.

Algo importante a destacar es que la preparación de jugos en casa te brinda el control total sobre los ingredientes, evitando azúcares añadidos y conservantes que a menudo se encuentran en las opciones comerciales. Este control te permite personalizar tus jugos según tus preferencias y necesidades específicas, asegurando que cada sorbo contribuya positivamente a tu objetivo de adelgazamiento.

La importancia de los jugos en tu viaje de adelgazamiento radica en su capacidad para nutrir tu cuerpo con ingredientes frescos y llenos de vitalidad. Estos líquidos revitalizantes ofrecen una forma deliciosa de incorporar nutrientes esenciales, mejorar la hidratación y apoyar la función metabólica. Al elegir jugos caseros, tienes el poder de personalizar tu ingesta de nutrientes, evitando aditivos no deseados. Este enfoque fresco y natural hacia la pérdida de peso no solo es efectivo sino también gratificante, proporcionando una manera deliciosa de alcanzar tus metas de bienestar.

Expectativas Realistas sobre la Inclusión de Jugos en la Dieta

Los jugos, aunque son una herramienta valiosa, no deben considerarse como una solución mágica para la pérdida de peso. En lugar de ello, son una parte integral de un enfoque holístico para mejorar tu salud y alcanzar un peso corporal equilibrado. Es esencial comprender que los jugos no deben reemplazar comidas enteras. Aunque son nutritivos, los jugos carecen de la fibra que se encuentra en las frutas y verduras enteras, la cual desempeña un papel crucial en la saciedad y la regulación del apetito. Por lo tanto, es recomendable complementar tus jugos con comidas balanceadas y nutritivas para asegurar que tu cuerpo reciba todos los nutrientes esenciales que necesita para funcionar correctamente.

Además, la inclusión de jugos en tu dieta debe ir de la mano con una actividad física regular y un enfoque equilibrado en la ingesta calórica. No esperes resultados milagrosos solo por consumir jugos. Más bien, considéralos como una herramienta que, cuando se combina con hábitos saludables, puede potenciar tu esfuerzo general hacia la pérdida de peso. Es importante destacar que los jugos deben formar parte de una dieta variada y equilibrada. No te limites a un solo tipo de jugo o ingrediente; en su lugar, experimenta con diversas combinaciones para garantizar que estás obteniendo una amplia gama de nutrientes. La variedad nutricional es clave para mantener la motivación y asegurar que tu cuerpo esté recibiendo todos los elementos esenciales para funcionar de manera óptima.

Al integrar jugos en tu dieta, mantén expectativas realistas. Considera los jugos como una herramienta valiosa y deliciosa dentro de un enfoque más amplio hacia la salud y el adelgazamiento. Al complementarlos con hábitos saludables, actividad física y una dieta balanceada, estarás dando pasos significativos hacia alcanzar tus metas de bienestar.

Fundamentos Nutricionales De Los Jugos Adelgazantes

Es esencial comprender en detalle los nutrientes claves que desempeñan un papel crucial en el proceso de adelgazamiento. Al explorar estos elementos fundamentales, no solo ganarás una comprensión más profunda de cómo funcionan en tu cuerpo, sino que también estarás mejor equipado para aprovechar al máximo los beneficios de los jugos adelgazantes.

En primer lugar, los macronutrientes, como las proteínas, los carbohidratos y las grasas, son pilares esenciales para la pérdida de peso efectiva. Las proteínas, por ejemplo, desempeñan un papel clave en la reparación y construcción de tejidos, así como en la preservación de la masa muscular durante la pérdida de peso. Incorporar fuentes magras de proteínas en tus jugos puede ayudar a mantener tu cuerpo en un estado óptimo para la quema de grasas, al tiempo que te proporciona una sensación duradera de saciedad.

Los carbohidratos, a menudo malinterpretados en la búsqueda de perder peso, son una fuente de energía esencial. Optar por carbohidratos complejos presentes en frutas y verduras en lugar de opciones refinadas puede proporcionar la energía necesaria sin los picos y valles de azúcar en sangre que a menudo conducen a antojos no deseados. Los jugos que equilibran sabiamente los carbohidratos pueden ser un aliado valioso en tu jornada de adelgazamiento.

En cuanto a las grasas, seleccionar fuentes saludables como aguacates o aceite de oliva para tus jugos no solo añade un sabor delicioso, sino que también contribuye a la sensación de saciedad. Las grasas saludables son esenciales para la absorción de vitaminas liposolubles, asegurando que tu cuerpo pueda aprovechar al máximo los nutrientes presentes en tus jugos.

No podemos pasar por alto la importancia de las vitaminas y minerales, conocidos como micronutrientes. Estos elementos desempeñan un papel vital en una variedad de funciones corporales, desde el metabolismo hasta la salud de la piel. Al explorar los nutrientes claves en tus jugos, puedes asegurarte de que estás abordando deficiencias potenciales y proporcionando a tu cuerpo las herramientas que necesita para funcionar de manera eficiente durante tu proceso de adelgazamiento.

La fibra dietética, a menudo pasada por alto, es otro componente esencial en la exploración de nutrientes para el adelgazamiento. La fibra no solo contribuye a la salud digestiva, sino que también desempeña un papel crucial en la regulación del apetito. Al incluir ingredientes ricos en fibra en tus jugos, puedes promover la sensación de saciedad y controlar mejor tu ingesta calórica.

La exploración de los nutrientes claves para el adelgazamiento es un paso fundamental en tu viaje hacia una mejor salud. Los macronutrientes, micronutrientes y la fibra desempeñan roles específicos que pueden potenciar tu proceso de pérdida de peso cuando se incorporan sabiamente a través de jugos nutritivos y equilibrados. Ahora, armado con este conocimiento, estás listo para aprovechar al máximo los beneficios de los jugos adelgazantes en tu búsqueda de bienestar.

Beneficios Nutricionales Específicos de los Ingredientes de los Jugos

Cada fruta, verdura y componente seleccionado para tus jugos desempeña un papel vital en la optimización de tu salud y en el impulso hacia tus metas de adelgazamiento. Al comprender estos beneficios, no solo dotarás a tus jugos de un propósito más claro, sino que también maximizarás los resultados para lograr una transformación duradera.

Las frutas, ricas en vitaminas y antioxidantes, son elementos fundamentales en tus jugos. La presencia de vitamina C en frutas como naranjas y fresas no solo fortalece tu sistema inmunológico, sino que también contribuye a la síntesis de colágeno, vital para la salud de la piel durante el adelgazamiento. Los antioxidantes presentes en arándanos y frutas de colores intensos combaten el daño oxidativo, apoyando la función celular y la quema de grasas.

Las verduras de hojas verdes, como la espinaca y la col rizada, añaden un impulso de nutrientes sin aportar muchas calorías. Estas verduras son ricas en fibra, lo que contribuye a la sensación de saciedad y al control del apetito. Además, su contenido de vitaminas y minerales esenciales, como el hierro y el calcio, es crucial para mantener un cuerpo equilibrado durante la pérdida de peso.

La inclusión de ingredientes termogénicos como el jengibre y la pimienta de cayena en tus jugos pueden acelerar el metabolismo, promoviendo así la quema de calorías. Estos elementos no solo añaden un toque de sabor a tus jugos, sino que también activan procesos en tu cuerpo que facilitan la pérdida de peso. Optar por ingredientes diuréticos, como el pepino y el apio, puede ayudar en la eliminación de líquidos y reducir la hinchazón. Este efecto de "limpieza" contribuye a una sensación de ligereza y bienestar general, lo que complementa de manera efectiva tus esfuerzos para perder peso.

Las bayas, como las moras y las frambuesas, no solo son deliciosas sino que también aportan beneficios específicos para la pérdida de peso. Su alto contenido de fibra contribuye a la sensación de saciedad, mientras que su bajo índice glucémico ayuda a mantener niveles estables de azúcar en sangre, evitando picos que podrían desencadenar antojos no deseados. Incluir cítricos como el limón en tus jugos no solo agrega un toque refrescante, sino que también proporciona beneficios específicos para la digestión. El limón estimula la producción de enzimas digestivas, facilitando la descomposición de alimentos y mejorando la absorción de nutrientes, elementos cruciales durante la pérdida de peso.

Cada ingrediente que elijas para tus jugos adelgazantes aporta beneficios nutricionales específicos que pueden potenciar tu viaje hacia la pérdida de peso. Desde fortalecer tu sistema inmunológico hasta acelerar el metabolismo y controlar el apetito, cada sorbo se convierte en una oportunidad para nutrir tu cuerpo y alcanzar tus metas de bienestar de manera sabrosa y efectiva. ¡Aprovecha al máximo cada ingrediente y descubre la potencia de los jugos en tu búsqueda de un cuerpo más saludable!

¿Cómo Elegir Frutas Y Verduras Que Favorezcan El Adelgazamiento?

La elección de los ingredientes para tus jugos se convierte en un factor clave que puede marcar la diferencia en tu viaje hacia un cuerpo más saludable y enérgico. Aquí te presento una guía para seleccionar frutas y verduras que no solo satisfacen tu paladar, sino que también potencian activamente tu proceso de pérdida de peso.

En primer lugar, opta por frutas y verduras de colores vibrantes. La variedad de colores en tu selección no solo hace que tus jugos sean visualmente atractivos, sino que también indica la presencia de diversos fitonutrientes y antioxidantes. Estos compuestos no solo promueven la salud en general, sino que también respaldan la quema de grasas y combaten el daño oxidativo, dos elementos cruciales en tu viaje hacia un cuerpo más delgado y saludable.

Prioriza las frutas y verduras ricas en fibra. La fibra no solo contribuye a una digestión saludable, sino que también desempeña un papel esencial en la sensación de saciedad, lo que te ayuda a controlar tu apetito y reducir la ingesta calórica total. Frutas como las manzanas y las peras, junto con verduras de hojas verdes, son excelentes opciones para asegurar que jugo te acerque más a tus objetivos de pérdida de peso. Considera la carga glucémica de tus ingredientes. Optar por frutas y verduras con una carga glucémica más baja ayuda a mantener niveles estables de azúcar en sangre, evitando picos que podrían desencadenar antojos no deseados. Frutas como las bayas, aguacates y verduras como el brócoli son elecciones inteligentes para mantener la energía sin comprometer tu esfuerzo por perder peso.

Incorpora ingredientes con propiedades termogénicas. Algunos alimentos tienen la capacidad de aumentar la temperatura corporal y acelerar el metabolismo, lo que favorece la quema de calorías. El jengibre, la canela y la pimienta de cayena son ejemplos de ingredientes que no solo añaden un toque de sabor a tus jugos, sino que también activan procesos en tu cuerpo que facilitan la pérdida de peso. Selecciona ingredientes con propiedades diuréticas. Frutas como el melón y las verduras como el pepino son conocidas por su capacidad para eliminar el exceso de líquidos, reduciendo la hinchazón y proporcionando una sensación de ligereza. Este efecto contribuye positivamente a tu apariencia física y al progreso hacia tu objetivo de adelgazamiento.

Aprovecha la temporada y elige ingredientes frescos y locales. Los productos frescos y de temporada no solo son más sabrosos, sino que también suelen ser más nutritivos. Al seleccionar ingredientes frescos y locales, te aseguras de obtener la máxima cantidad de nutrientes esenciales para cada uno de tus jugos.

Cada elección de ingrediente no solo debe deleitar tus sentidos, sino que también debe alinearse con tu meta de pérdida de peso. Desde la fibra hasta las propiedades termogénicas, cada componente seleccionado puede ser un aliado poderoso en tu búsqueda de bienestar. Así que, adelante, elige con sabiduría y permite que cada jugo te acerque más a la mejor versión de ti mismo.

Combinaciones Específicas para Maximizar los Beneficios

Ahora que tienes claro cómo elegir las frutas y verduras adecuadas, es el momento de adentrarnos en las combinaciones específicas que potenciarán al máximo los beneficios de tus jugos para adelgazar. Cada combinación no solo será una sinfonía de sabores, sino también una estrategia estratégica para optimizar la quema de grasas y el impulso hacia tus metas de pérdida de peso. Permíteme guiarte con entusiasmo a través de algunas combinaciones ingeniosas y efectivas.

Comencemos con la clásica combinación de manzana, espinaca y pepino. La manzana aporta un toque dulce y fibra, mientras que la espinaca agrega nutrientes esenciales y la fibra necesaria para mantener la saciedad. El pepino, con su alto contenido de agua, no solo hidrata, sino que también contribuye a una sensación de frescura y ligereza. Juntos, estos ingredientes forman una combinación equilibrada que favorece la digestión y apoya la pérdida de peso de manera efectiva.

Si buscas una opción más tropical, considera combinar piña, mango y jengibre. La piña aporta una dulzura natural y enzimas que favorecen la digestión. El mango agrega una textura cremosa y es rico en vitamina C. El jengibre, además de proporcionar un toque picante, estimula el metabolismo, creando una combinación deliciosa que no solo satisfará tus papilas gustativas, sino que también impulsará activamente tu proceso de adelgazamiento.

Para una opción refrescante y llena de antioxidantes, prueba la combinación de arándanos, espinaca y pepino. Los arándanos, cargados de antioxidantes, combaten el daño celular y contribuyen a la salud del corazón. La espinaca aporta nutrientes cruciales, y el pepino añade hidratación y una sensación refrescante. Esta combinación no solo es deliciosa, sino que también respalda tus objetivos de pérdida de peso y promueve la salud general.

Si buscas una combinación con propiedades termogénicas, no puedes pasar por alto la mezcla de té verde, limón y menta. El té verde acelera el metabolismo y favorece la quema de grasas. El limón añade un toque cítrico y vitamina C, mientras que la menta refresca y mejora la digestión. Esta combinación no solo te energizará, sino que también activará procesos internos que contribuyen a tu objetivo de adelgazamiento.

Otra opción ingeniosa es la combinación de zanahoria, naranja y jengibre. Las zanahorias aportan betacarotenos y fibra, mientras que las naranjas agregan vitamina C y dulzura natural. El jengibre, nuevamente, agrega un impulso metabólico y un toque picante. Juntos, estos ingredientes forman un cóctel nutritivo y delicioso que no solo apoya tu salud general, sino que también contribuye a tu proceso de adelgazamiento.

La magia de los jugos para adelgazar se encuentra en las combinaciones específicas de ingredientes que elijas. Cada mezcla no solo será un placer para tus sentidos, sino también una estrategia deliberada para nutrir tu cuerpo y optimizar la pérdida de peso. Experimenta con estas sugerencias y descubre las combinaciones que se adapten mejor a tus gustos y necesidades.

Incorporando Los Jugos En Tu Rutina Diaria Para Adelgazar

Estas estrategias ingeniosas no solo harán que la inclusión de jugos sea una parte natural de tu día, sino que también te acercarán a tus objetivos de pérdida de peso de manera constante y agradable.

Comencemos con la preparación. Designa un tiempo específico de la semana para planificar tus jugos y preparar los ingredientes. Al dedicar un tiempo preestablecido, aseguras que la inclusión de jugos en tu rutina no sea una tarea abrumadora y se ajuste cómodamente a tu agenda. Puedes lavar y cortar frutas y verduras, almacenándolas de manera conveniente para facilitar el proceso de elaboración de jugos durante la semana.

Además, considera la posibilidad de incorporar la rutina de jugos en momentos clave de tu día. Un jugo refrescante por la mañana puede ser una excelente manera de iniciar tu día con energía y vitalidad. Prepararlo la noche anterior o tener ingredientes listos para usar puede hacer que esta práctica sea aún más sencilla. También puedes optar por un jugo como merienda en la tarde, proporcionando un impulso nutricional sin comprometer tus esfuerzos de adelgazamiento.

La versatilidad es clave. Experimenta con diferentes combinaciones y encuentra aquellas que se adapten a tu gusto y estilo de vida. Puedes probar jugos verdes con espinacas y manzana, jugos de bayas con yogur, o incluso jugos a base de vegetales para una variedad nutricional. Al diversificar tus opciones, mantienes el interés y la motivación, haciendo que la inclusión de jugos en tu rutina sea emocionante y placentera. No subestimes el poder de la preparación en lotes. Cuando hagas jugos, considera hacer una cantidad adicional y almacenarla en envases herméticos en el refrigerador. Esto no solo te ahorra tiempo, sino que también garantiza que tengas jugo fresco listo cuando lo necesites. Al tener una reserva en el refrigerador, eliminas barreras logísticas y te aseguras de que la integración de jugos sea práctica y accesible en todo momento.

Además, involucra a quienes te rodean. Compartir la experiencia de hacer jugos con amigos o familiares no solo crea un ambiente de apoyo, sino que también convierte la práctica en un evento social positivo. Pueden intercambiar recetas, probar nuevas combinaciones y motivarse mutuamente en el viaje de adelgazamiento.

Consejos para Mantener una Ingesta Equilibrada Junto con Jugos

Ahora que has incorporado jugos en tu rutina diaria, es esencial equilibrar esta nueva práctica con una ingesta general saludable y equilibrada. Aquí te presento consejos sólidos que te ayudarán a mantener la armonía entre los jugos y otros aspectos cruciales de tu dieta.

Primero y ante todo, recuerda que los jugos son complementos nutricionales y no sustitutos de comidas completas. Aunque los jugos son ricos en vitaminas y minerales, no deben reemplazar comidas esenciales que proporcionan proteínas, grasas saludables y carbohidratos completos. Asegúrate de seguir disfrutando de comidas balanceadas que cubran todas tus necesidades nutricionales. Elige conscientemente tus ingredientes. Al crear jugos, considera la variedad de nutrientes que estás aportando. Incluye frutas, verduras y, si es posible, fuentes de proteínas como yogur griego o leche de almendras. Esto asegura que tus jugos sean nutritivos y contribuyan de manera positiva a tu ingesta diaria.

Mantén la proporción adecuada. Si bien es tentador centrarse exclusivamente en los jugos, es importante mantener un equilibrio. Asegúrate de que tu dieta general incluya una combinación adecuada de proteínas magras, grasas saludables y carbohidratos complejos. Los jugos pueden ser una parte, pero no la totalidad, de tu consumo diario. No te obsesiones con las calorías. Aunque estás comprometido con la pérdida de peso, es vital no obsesionarse con contar cada caloría. En lugar de ello, concéntrate en la calidad nutricional de tus alimentos y bebidas. Los jugos, cuando se integran sabiamente, pueden ser aliados en tu viaje hacia una mejor salud y forma física.

Ajusta según tus necesidades. La cantidad de jugo que consumes puede variar según tus objetivos de pérdida de peso y nivel de actividad física. Escucha a tu cuerpo y ajusta la cantidad de jugo según tus necesidades energéticas y de saciedad. Siguiendo estrategias prácticas y consejos para mantener un equilibrio nutricional, no solo garantizas que esta práctica sea sostenible, sino que también te acercas a tus metas de pérdida de peso de manera efectiva y placentera. ¡Disfruta del proceso y celebra cada paso hacia una versión más saludable y vibrante de ti mismo!

Jugos Para Quema Grasa

Estas recetas no solo son una explosión de sabor, sino que también están cuidadosamente elaboradas para activar los procesos metabólicos de tu cuerpo, convirtiéndolos en tu herramienta secreta para alcanzar tus objetivos de pérdida de peso.

Comencemos con una combinación clásica de toronja, piña y menta. La toronja es conocida por su capacidad para estabilizar los niveles de insulina y aumentar la quema de grasas. La piña aporta bromelina, una enzima que facilita la digestión y contribuye a la descomposición de las grasas. La menta, además de agregar un toque refrescante, ayuda a relajar los músculos del estómago, facilitando la digestión. Juntos, estos ingredientes forman un elixir que no solo deleitará tu paladar, sino que también trabajará activamente para desencadenar la quema de grasas en tu organismo.

Otra opción efectiva es el jugo de pepino, limón y jengibre. El pepino, con su alto contenido de agua, no solo hidrata, sino que también es bajo en calorías y ayuda en la eliminación de toxinas. El limón, conocido por su capacidad para desintoxicar, proporciona vitamina C y agrega un sabor cítrico refrescante. El jengibre, con sus propiedades termogénicas, eleva la temperatura corporal y aumenta el metabolismo, contribuyendo a la quema de grasas. Este trío poderoso no solo te mantendrá hidratado, sino que también impulsará tu cuerpo hacia la eficiencia en la eliminación de grasas no deseadas.

Si buscas una opción más indulgente, considera un jugo de sandía, fresa y menta. La sandía es baja en calorías y rica en aminoácidos que favorecen la quema de grasas. Las fresas, además de ser deliciosas, contienen antioxidantes que combaten la inflamación y apoyan la pérdida de peso. La menta, nuevamente, no solo añade frescura, sino que también promueve la digestión. Este jugo no solo es un placer para el paladar, sino que también te impulsa hacia tus objetivos de quema de grasas de manera deliciosa.

Otra combinación eficaz incluye manzana, apio y canela. La manzana proporciona fibra y un sabor dulce natural sin aumentar significativamente las calorías. El apio es bajo en calorías y actúa como diurético natural, eliminando el exceso de líquidos. La canela, además de agregar un toque especiado, ayuda a estabilizar los niveles de azúcar en sangre y mejora la sensibilidad a la insulina, factores esenciales para la quema de grasas. Este trío de ingredientes no solo crea un jugo sabroso, sino que también trabaja en armonía para apoyar tus esfuerzos de pérdida de peso.

Finalmente, considera la combinación de té verde, piña y menta. El té verde es conocido por su capacidad para aumentar el metabolismo y favorecer la oxidación de grasas. La piña aporta enzimas digestivas y la menta contribuye a la digestión y alivia problemas gastrointestinales. Juntos, estos ingredientes crean un poderoso elixir que no solo estimula la quema de grasas, sino que también ofrece un impulso antioxidante que respalda la salud general.

Estos jugos diseñados para estimular la quema de grasas no solo son deliciosos, sino también estratégicamente formulados para ser tus aliados en la búsqueda de un cuerpo más esbelto. Con cada sorbo, te acercarás más a tus metas de pérdida de peso, disfrutando no solo del proceso, sino también de los beneficios saludables que estos jugos aportan a tu cuerpo. ¡Deléitate con estas combinaciones y potencia tu viaje hacia una versión más saludable de ti mismo!

Ingredientes Conocidos por sus Propiedades Metabólicas

Ahora, adentrémonos en la incorporación de ingredientes conocidos por sus propiedades metabólicas en los jugos diseñados para la quema de grasas. Estas elecciones de ingredientes no solo añaden un toque delicioso a tus jugos, sino que también desencadenan procesos internos que aceleran tu metabolismo, haciendo que cada sorbo sea una estrategia activa para alcanzar tus objetivos de pérdida de peso. Ahora te muestro esta selección cuidadosamente pensada que transformará tus jugos en potentes impulsores metabólicos.

Comencemos con el aguacate, un ingrediente rico y cremoso que va más allá de su reputación como fuente saludable de grasas. El aguacate contiene ácido oleico, una grasa monoinsaturada que activa la enzima responsable de quemar grasa en el cuerpo. Al agregar aguacate a tus jugos, no solo disfrutarás de una textura suave, sino que también proporcionarás a tu cuerpo una herramienta valiosa para desencadenar la quema de grasas.

El té verde, conocido como un elixir antioxidante, es también un potente acelerador metabólico. La epigalocatequina gallate (EGCG), un compuesto presente en el té verde, ha demostrado aumentar la tasa metabólica. Incorporar té verde en tus jugos no solo aporta un sabor refrescante, sino que también ofrece un impulso metabólico que contribuirá significativamente a tus esfuerzos de adelgazamiento.

Otro ingrediente estrella es la canela, que no solo agrega una nota especiada y reconfortante a tus jugos, sino que también estabiliza los niveles de azúcar en sangre y mejora la sensibilidad a la insulina. Esto no solo es crucial para mantener la energía estable a lo largo del día, sino que también favorece un entorno metabólico propicio para la quema de grasas.

La inclusión de jengibre en tus jugos no solo aporta un toque picante y vibrante, sino que también activa tu sistema digestivo y estimula el metabolismo. El jengibre aumenta la termogénesis, lo que significa que tu cuerpo quema más calorías para generar calor. Este efecto metabólico, combinado con el sabor distintivo del jengibre, hace que sea una elección valiosa para tus jugos quema grasas.

No podemos pasar por alto el poder del limón. Además de su refrescante sabor cítrico, el limón estimula la producción de enzimas digestivas y ayuda a desintoxicar el hígado. Un hígado saludable es esencial para un metabolismo eficiente y una quema de grasas óptima. Agregar limón a tus jugos no solo mejora el perfil de sabor, sino que también contribuye a la optimización de tu sistema metabólico.

Por último, el apio, con su contenido mínimo de calorías y propiedades diuréticas, es una adición inteligente a tus jugos para estimular el metabolismo. Ayuda en la eliminación de líquidos, reduciendo la retención de agua y contribuyendo a una apariencia más delgada. Además, su masticación activa también puede aumentar el gasto de energía, lo que beneficia directamente a la quema de grasas.

Al incorporar ingredientes conocidos por sus propiedades metabólicas en tus jugos quema grasas, no solo estás ampliando el abanico de sabores, sino que estás activando procesos internos que potenciarán tu capacidad para quemar grasas de manera eficiente.

Jugos Detox Para Limpiar Y Adelgazar

Los jugos detox han ganado popularidad gracias a su capacidad para revitalizar tu cuerpo y, lo que es más emocionante, respaldar activamente tus objetivos de adelgazamiento. Imagina comenzar tu día con un jugo detox de pepino, apio y limón. Esta combinación no solo es refrescante para tu paladar, sino que también desencadena una limpieza interna beneficiosa para tu proceso de adelgazamiento. El pepino, con su alto contenido de agua, no solo hidrata, sino que también actúa como diurético natural, ayudando en la eliminación de toxinas y reduciendo la retención de líquidos, un factor clave para lograr una apariencia más delgada.

La presencia del apio en este jugo no solo aporta un sabor suave y crujiente, sino que también agrega propiedades alcalinizantes y diuréticas. El apio estimula la micción, lo que contribuye a la eliminación de desechos y toxinas acumuladas en el cuerpo. Además, su bajo contenido calórico hace que este jugo sea una opción inteligente para quienes buscan perder peso sin comprometer el sabor.

El toque cítrico del limón no solo eleva el perfil de sabor, sino que también añade beneficios desintoxicantes significativos. El limón estimula la producción de enzimas hepáticas, mejorando la capacidad del hígado para descomponer y eliminar sustancias nocivas. Una función hepática eficiente no solo es crucial para la desintoxicación, sino que también respalda la pérdida de peso al garantizar que el cuerpo esté libre de obstáculos para quemar grasas de manera efectiva.

Otra opción deliciosa y efectiva es el jugo detox de manzana, espinaca y jengibre. La manzana aporta dulzura natural y fibra, ayudando a mantener la sensación de saciedad mientras proporciona antioxidantes. La espinaca, rica en nutrientes esenciales, contribuye a la limpieza interna al tiempo que respalda la pérdida de peso. El jengibre, con sus propiedades antiinflamatorias y termogénicas, no solo agrega un toque picante, sino que también impulsa el metabolismo, contribuyendo así a la quema de calorías y grasas.

Estos jugos detox no solo son un festín para tus sentidos, sino que también son una estrategia hábil para apoyar tu camino hacia la pérdida de peso. Al desintoxicar tu cuerpo, eliminas las impurezas acumuladas, permitiendo que los sistemas internos funcionen de manera óptima. Esto no solo beneficia tu salud general, sino que también crea un entorno interno propicio para la pérdida de peso sostenible y efectiva.

Beneficios de la Limpieza Interna en el Proceso de Adelgazamiento

Los jugos detox no solo ofrecen un festín para tus papilas gustativas, sino que también desatan una serie de beneficios internos que se convierten en tus aliados fundamentales para alcanzar tus objetivos de adelgazamiento. Vamos más allá de los sabores deliciosos y exploramos cómo la limpieza interna impulsa de manera efectiva tu viaje hacia una versión más saludable y esbelta de ti mismo.

Uno de los beneficios clave de la limpieza interna es la optimización de la función digestiva. Los jugos detox, al estar cargados de nutrientes y enzimas, ayudan a tu sistema digestivo a descomponer alimentos de manera más eficiente. Esto no solo reduce la carga en el sistema digestivo, sino que también facilita la absorción de nutrientes esenciales, asegurando que tu cuerpo obtenga el máximo beneficio de cada alimento ingerido. Una digestión saludable es esencial para un proceso de adelgazamiento efectivo, ya que garantiza que tu cuerpo esté recibiendo y utilizando adecuadamente los nutrientes necesarios.

La eliminación de toxinas es otro pilar crucial de la limpieza interna. Los jugos detox, al incorporar ingredientes como el limón, el pepino y el jengibre, estimulan los órganos de desintoxicación, especialmente el hígado y los riñones. Estos órganos trabajan en conjunto para filtrar y eliminar sustancias nocivas del cuerpo. Una desintoxicación efectiva no solo mejora la función de estos órganos, sino que también contribuye directamente a la pérdida de peso al facilitar la eliminación de residuos y líquidos retenidos que podrían obstaculizar tu progreso.

Además, la limpieza interna a través de los jugos detox favorece la alcalinización del cuerpo. Alcalinizar el cuerpo implica equilibrar los niveles de pH, creando un entorno interno menos propicio para la inflamación y enfermedades. Este equilibrio también contribuye a la pérdida de peso al promover un metabolismo más eficiente y crear un terreno menos favorable para el almacenamiento de grasas. Así, cada jugo detox no solo es una delicia para tu paladar, sino también una estrategia inteligente para crear un ambiente interno propicio para la pérdida de peso.

La reducción de la inflamación es otro beneficio directo de la limpieza interna a través de jugos detox. Ingredientes como la piña y el jengibre tienen propiedades antiinflamatorias, lo que no solo mejora la salud en general, sino que también beneficia directamente a tu esfuerzo por perder peso. La inflamación crónica puede contribuir al aumento de peso y dificultar la pérdida de grasa, por lo que reducir esta respuesta inflamatoria es esencial para un proceso de adelgazamiento exitoso y sostenible.

Finalmente, la limpieza interna a través de jugos detox promueve una hidratación efectiva. El contenido de agua en frutas y verduras utilizadas en estos jugos contribuye a tu ingesta diaria de líquidos, lo que es fundamental para mantener la hidratación. La hidratación adecuada no solo es esencial para la salud en general, sino que también es crucial para el adelgazamiento, ya que un cuerpo bien hidratado funciona de manera más eficiente en la quema de calorías y grasas.

La limpieza interna a través de los jugos detox va más allá de la simple eliminación de toxinas; es una estrategia integral para respaldar tu proceso de adelgazamiento. Desde la optimización de la digestión hasta la desintoxicación, la alcalinización, la reducción de la inflamación y la hidratación efectiva, cada sorbo de tu jugo detox es una inversión en tu bienestar y un paso hacia la realización de tus metas de pérdida de peso.

Jugos Energizantes Y Reductores Del Apetito

Los jugos energizantes no solo son una explosión refrescante de sabores, sino también la clave para impulsar tu rendimiento físico y maximizar cada gota de sudor en el gimnasio. Estos jugos que no solo satisfacen tu paladar, sino que también se convierten en tu mejor compañero de entrenamiento.

Comenzar tu día con un jugo energizante de naranja, zanahoria y jengibre. Este cóctel no solo te despierta con su vibrante color y sabor cítrico, sino que también te proporciona una dosis de energía lista para ser convertida en un entrenamiento poderoso.

Las naranjas, cargadas de vitamina C, no solo aumentan tu inmunidad, sino que también ofrecen carbohidratos naturales para una liberación de energía sostenible. Las zanahorias aportan betacarotenos, esenciales para la función muscular, y el jengibre, con sus propiedades termogénicas, eleva la temperatura corporal, preparándote para un rendimiento físico óptimo.

Otra opción deliciosa y estimulante es el jugo de manzana, espinaca y piña. La manzana proporciona azúcares naturales que te ofrecen una fuente rápida de energía, mientras que la espinaca, rica en hierro, asegura una oxigenación eficiente de tus células, esencial para el rendimiento atlético. La piña, con su contenido de bromelina, reduce la inflamación y facilita la recuperación muscular, haciendo de este jugo un compañero ideal para tus sesiones de ejercicio intensas.

Si buscas una explosión de energía rápida y efectiva, el jugo de remolacha, fresas y menta es tu elección ideal. La remolacha, rica en nitratos, ha demostrado mejorar la resistencia y la eficiencia del ejercicio. Las fresas aportan antioxidantes y un sabor dulce, mientras que la menta agrega frescura y estimula los sentidos, creando un cóctel energizante que te impulsa a superar tus límites en cada entrenamiento.

Además, el jugo de sandía, limón y albahaca no solo es refrescante sino también energizante. La sandía, con su alto contenido de agua, te mantiene hidratado, esencial para el rendimiento físico. El limón aporta vitamina C y un toque cítrico estimulante, mientras que la albahaca, con sus propiedades adaptógenas, ayuda a combatir el estrés y la fatiga, preparándote mental y físicamente para enfrentar tus desafíos de ejercicio.

Estos jugos no solo son una indulgencia para tu paladar, sino también una estrategia inteligente para aumentar tu resistencia y energía antes de cada sesión de entrenamiento. Cada sorbo es una inversión en tu rendimiento físico y una manera deliciosa de asegurar que cada repetición cuente. Así que, adelante, eleva tu experiencia de ejercicio con estos jugos energizantes y descubre cómo cada sesión se convierte en una experiencia revigorizante y llena de vitalidad.

Jugos que Ayudan a Controlar el Apetito y Reducir las Porciones

¿Te imaginas disfrutando de jugos deliciosos que no solo satisfacen tus papilas gustativas, sino que también se convierten en tus aliados secretos para controlar el apetito y mantener las porciones bajo control? Te presento a estos jugos reductores del apetito que no solo te deleitarán, sino que también se convertirán en herramientas valiosas para alcanzar tus metas de pérdida de peso sin sacrificar el placer de comer.

Comencemos con el jugo de pera, jengibre y canela. Esta combinación no solo es una sinfonía de sabores, sino que también trabaja en conjunto para mantener a raya el apetito. Las peras aportan fibra, que promueve la saciedad y ayuda a controlar los antojos. El jengibre, además de agregar un toque picante, ha demostrado reducir el hambre y los niveles de apetito. La canela, con sus propiedades estabilizadoras de azúcar en sangre, evita los picos de hambre y contribuye a mantener niveles de energía equilibrados.

Otra opción tentadora es el jugo de bayas, espinaca y avena. Las bayas, cargadas de antioxidantes, ofrecen un placer dulce sin las calorías adicionales. La espinaca, rica en fibra y nutrientes, mejora la saciedad y reduce la sensación de hambre. La avena, al ser una fuente de carbohidratos complejos, proporciona energía de liberación sostenida, manteniendo el hambre a raya durante más tiempo.

El jugo de pomelo, pepino y menta es otra elección ingeniosa. El pomelo ha sido asociado con la pérdida de peso debido a su capacidad para reducir la resistencia a la insulina. El pepino, con su alto contenido de agua, aporta volumen al jugo sin agregar calorías significativas, y la menta agrega un toque refrescante que estimula los sentidos y controla los antojos.

Si buscas una opción más sustanciosa, el jugo de aguacate, lima y espinaca es una excelente alternativa. El aguacate, rico en grasas saludables, proporciona una textura cremosa y una sensación de saciedad. La lima agrega acidez y frescura, mientras que la espinaca contribuye con fibra y nutrientes, creando un jugo equilibrado que satisface tu apetito sin exceder las calorías deseadas. Estos jugos no solo son placer para tu paladar, sino también estrategias astutas para mantener el apetito a raya y reducir las porciones de manera natural.

Cada sorbo es una declaración de que el control de peso no tiene que ser un acto de privación, sino más bien una experiencia deliciosa y consciente. Así que, adelante, disfruta de estos jugos reductores del apetito y descubre cómo satisfacen tu hambre mientras te acercan a tus objetivos de pérdida de peso.

Jugos Para Mejorar La Digestión Y Acelerar El Metabolismo

Estos jugos se convierten en tus aliados para una digestión saludable y una absorción óptima de nutrientes. Estas deliciosas opciones que transformarán tu bienestar desde adentro hacia afuera.

Comencemos con el jugo de piña y menta. Esta refrescante combinación no solo es un placer para tu paladar, sino que también ofrece beneficios significativos para tu sistema digestivo. La piña contiene bromelina, una enzima que ayuda a descomponer las proteínas y facilita la digestión. La menta, por otro lado, calma el tracto gastrointestinal, reduciendo posibles molestias digestivas. Juntos, estos ingredientes trabajan en armonía para mejorar la eficiencia de tu digestión, permitiendo que tu cuerpo absorba los nutrientes esenciales de manera más efectiva.

Otra opción para una digestión suave es el jugo de manzana, jengibre y apio. Las manzanas, ricas en fibra soluble, promueven la regularidad intestinal y previenen la hinchazón. El jengibre, conocido por sus propiedades antiinflamatorias, calma el sistema digestivo y alivia posibles malestares estomacales. El apio, por su parte, aporta agua y fibra adicional, facilitando el movimiento intestinal. Este trío dinámico no solo mejora la digestión, sino que también promueve una absorción más eficiente de nutrientes esenciales.

Si buscas una opción que también apoye la función hepática, el jugo de remolacha, zanahoria y limón es una elección brillante. La remolacha es conocida por estimular la producción de bilis, esencial para la descomposición de grasas en el intestino. Las zanahorias aportan fibra y antioxidantes, y el limón, con su acidez, estimula la producción de enzimas digestivas. Este trío trabaja en conjunto para mejorar la función hepática y optimizar la digestión de grasas.

Además, el jugo de pepino, kiwi y espinaca es una opción revitalizante que también mejora la digestión. El pepino, con su alto contenido de agua, ayuda a mantener la hidratación y facilita el paso de los alimentos a través del sistema digestivo. Los kiwis aportan enzimas específicas que ayudan en la descomposición de proteínas, y la espinaca, rica en fibra, mejora la regularidad intestinal. Este jugo no solo es una delicia fresca, sino también una estrategia inteligente para una digestión óptima.

Estos jugos no solo son una explosión de sabores, sino también una inversión en la salud de tu sistema digestivo. Al incorporar estas opciones deliciosas en tu rutina, no solo disfrutarás de cada sorbo, sino que también estarás dando a tu cuerpo la oportunidad de funcionar de manera más eficiente y absorber los nutrientes esenciales que necesita para prosperar.

Ingredientes que Aceleran el Metabolismo para Favorecer el Adelgazamiento

Has decidido dar un impulso a tu metabolismo y acelerar tu proceso de adelgazamiento, ¡y qué mejor manera de hacerlo que a través de jugos sabrosos y llenos de beneficios metabólicos! Estos jugos no solo te ayudarán a quemar calorías de manera eficiente, sino que también se convertirán en tus aliados en la búsqueda de una silueta más saludable. Vamos a sumergirnos en las deliciosas opciones que no solo satisfacen tu paladar, sino que también potencian tu metabolismo.

Comencemos con el jugo de toronja, piña y chile. La toronja es conocida por sus propiedades que impulsan el metabolismo, especialmente cuando se consume antes de las comidas. La piña aporta bromelina, que no solo mejora la digestión, sino que también contribuye a la quema de calorías. El chile, por su parte, contiene capsaicina, un compuesto que ha demostrado aumentar la tasa metabólica. Este trío explosivo no solo te sorprenderá con su sabor, sino que también activará tu metabolismo para un rendimiento óptimo.

Otra opción estimulante es el jugo de naranja, zanahoria y jengibre. Las naranjas, cargadas de vitamina C, no solo fortalecen tu sistema inmunológico, sino que también estimulan la quema de grasa durante el ejercicio. Las zanahorias, ricas en fibra, promueven la saciedad y contribuyen a un metabolismo equilibrado. El jengibre, con sus propiedades termogénicas, eleva la temperatura corporal y acelera la quema de calorías. Este jugo no solo es un impulso vitamínico, sino también una herramienta efectiva para aumentar tu tasa metabólica.

Si buscas una opción verde y potente, el jugo de espinaca, manzana verde y pepino es una elección inteligente. La espinaca, rica en hierro, favorece la oxigenación de las células, esencial para un metabolismo eficiente. La manzana verde, con su bajo contenido calórico y alto contenido de fibra, es una opción ideal para mantener el metabolismo equilibrado. El pepino, al ser bajo en calorías y rico en agua, contribuye a la hidratación y a la eficiencia metabólica. Este trío no solo te llenará de energía, sino que también optimizará tu capacidad para quemar calorías.

Además, el jugo de sandía, limón y menta es una opción refrescante que también impulsa el metabolismo. La sandía, con su alto contenido de agua y bajo en calorías, es una opción hidratante que también apoya la quema de grasa. El limón, con su acidez, estimula la producción de enzimas que participan en la descomposición de grasas. La menta, por su parte, calma el sistema digestivo y favorece una digestión eficiente. Este jugo no solo es una delicia veraniega, sino también una estrategia inteligente para mantener tu metabolismo en marcha.

Al incorporar estos jugos en tu rutina, no solo disfrutarás de su sabor refrescante, sino que también activarás tu metabolismo para que trabaje a favor de tus objetivos de adelgazamiento. Cada sorbo es una inversión en tu bienestar y un impulso para lograr la silueta que deseas. ¡Disfruta de estos jugos deliciosos y potenciadores del metabolismo mientras avanzas hacia una versión más saludable y vibrante de ti mismo!

Jugos Antioxidantes Y Antiinflamatorios Para La Pérdida De Peso

Estás a punto de descubrir un secreto delicioso y poderoso para potenciar tu pérdida de peso: jugos llenos de antioxidantes que no solo satisfacen tus papilas gustativas, sino que también combaten el daño celular y respaldan tu viaje hacia una versión más saludable de ti mismo.

Comencemos con el jugo de bayas y espinacas. Este vibrante elixir no solo deleitará tu paladar con su dulzura natural, sino que también te proporcionará una dosis concentrada de antioxidantes. Las bayas, como arándanos, fresas y moras, son ricas en compuestos como antocianinas, que combaten el estrés oxidativo y protegen tus células. La espinaca, por otro lado, aporta vitaminas y minerales esenciales, respaldando aún más la salud celular. Cada sorbo de este jugo es una inversión en la protección de tu cuerpo contra los radicales libres y el envejecimiento prematuro.

Otra opción deliciosa es el jugo de granada y naranja. La granada es conocida por su alto contenido de antioxidantes, especialmente los punicalagins y antocianinas, que han demostrado tener efectos protectores en las células. Combinada con el poder vitamínico de las naranjas, este jugo no solo impulsa tu sistema inmunológico, sino que también fortalece tus defensas antioxidantes. Cada sorbo es como un escudo protector para tus células, permitiéndoles funcionar de manera óptima mientras trabajas hacia tu objetivo de pérdida de peso.

Si buscas una opción tropical, el jugo de piña y mango es una elección brillante. La piña, rica en bromelina, y el mango, cargado de vitamina C, son antioxidantes poderosos que apoyan la reparación celular y combaten la inflamación. Además, el sabor exótico de este jugo lo convierte en una delicia refrescante que te transportará a un oasis de bienestar. Cada sorbo no solo es una indulgencia para tu paladar, sino también una inversión en la protección de tus células contra el estrés diario.

Otra opción audaz es el jugo de remolacha, zanahoria y jengibre. La remolacha contiene betalaínas, antioxidantes que han demostrado tener propiedades antiinflamatorias y protectores celulares. Combinada con las zanahorias, que aportan beta-caroteno, y el jengibre, conocido por sus beneficios antiinflamatorios, este jugo es una potente mezcla antioxidante. Cada sorbo es una declaración de guerra contra el daño celular y un paso firme hacia tu meta de pérdida de peso.

Reducción de la Inflamación a Través de Ingredientes Específicos

Tu elección de ingredientes puede ser la clave para reducir la inflamación en tu cuerpo y respaldar tu viaje hacia la pérdida de peso. Estos jugos no solo te deleitarán con su frescura, sino que también se convertirán en tus aliados para calmar la inflamación y optimizar tu bienestar general.

Comencemos con el jugo de pepino, apio y piña. El pepino, con su alto contenido de agua, actúa como un hidratante natural y ayuda a reducir la inflamación. El apio, rico en antioxidantes y compuestos antiinflamatorios, complementa esta acción, mientras que la piña aporta bromelina, una enzima con propiedades antiinflamatorias probadas. Este jugo no solo es una delicia refrescante, sino también una estrategia inteligente para calmar la inflamación y favorecer la pérdida de peso.

Otra opción antiinflamatoria es el jugo de manzana verde, espinaca y jengibre. Las manzanas verdes, con su contenido de quercetina, tienen propiedades antiinflamatorias conocidas. La espinaca, rica en antioxidantes, y el jengibre, con su compuesto activo gingerol, complementan estas propiedades, creando un jugo que no solo alivia la inflamación, sino que también impulsa tu sistema inmunológico. Cada sorbo es una sinfonía de bienestar, trabajando en conjunto para mantener tu cuerpo en equilibrio.

Si buscas una opción cítrica y revitalizante, el jugo de naranja, zanahoria y cúrcuma es una elección brillante. Las naranjas, ricas en vitamina C, tienen propiedades antiinflamatorias, mientras que las zanahorias aportan beta-caroteno, que se ha asociado con la reducción de la inflamación. La cúrcuma, con su compuesto activo curcumina, es conocida por sus fuertes propiedades antiinflamatorias. Este trío no solo es un estallido de sabor, sino también una estrategia potente para combatir la inflamación y respaldar tu viaje hacia la pérdida de peso.

Además, el jugo de fresas, sandía y menta es una opción refrescante que también calma la inflamación. Las fresas, cargadas de antioxidantes, tienen propiedades antiinflamatorias, mientras que la sandía, con su alto contenido de agua, hidrata y alivia la inflamación. La menta, por su parte, agrega un toque refrescante y ayuda a calmar el sistema digestivo. Este jugo no solo es una delicia para tu paladar, sino también una estrategia inteligente para reducir la inflamación y respaldar tu objetivo de pérdida de peso.

Al elegir ingredientes llenos de antioxidantes y propiedades antiinflamatorias, no solo satisfaces tus antojos, sino que también apoyas activamente tu viaje hacia una versión más saludable y equilibrada de ti mismo. ¡Disfruta de estos jugos deliciosos y beneficiosos mientras avanzas hacia tu meta de pérdida de peso con confianza y vitalidad!

Jugos Para Controlar El Hambre Nocturno Y Mejorar El Sueño

Te presento una selección de jugos irresistibles que no solo satisfarán tus papilas gustativas, sino que también actuarán como aliados en la lucha contra los antojos nocturnos. Estas deliciosas opciones que no solo te ayudarán a controlar el hambre, sino que también te acercarán a una noche de descanso tranquilo y reparador.

Comencemos con el jugo de cereza y almendra. Este dulce elixir no solo es una delicia para tu paladar, sino que también contiene ingredientes que pueden ayudarte a controlar el hambre nocturna. Las cerezas son ricas en melatonina, una hormona que regula el sueño, y también contienen fibra, que promueve la sensación de saciedad. Las almendras aportan proteínas y grasas saludables que ayudan a mantener el hambre a raya. Juntos, estos ingredientes forman un jugo delicioso que no solo satisface tu deseo de algo dulce, sino que también actúa como un supresor natural del apetito, ideal para esos momentos nocturnos.

Otra opción deliciosa es el jugo de piña y plátano. La piña, con su sabor tropical, agrega un toque refrescante, mientras que el plátano aporta cremosidad y dulzura natural. Ambas frutas contienen triptófano, un aminoácido precursor de la melatonina, que puede ayudarte a conciliar el sueño más fácilmente. Además, la fibra en estas frutas te ayuda a sentirte satisfecho, controlando así el hambre nocturna. Este jugo no solo es una indulgencia deliciosa antes de acostarte, sino también una estrategia inteligente para mantener el hambre bajo control.

Si buscas una opción más verde, el jugo de pepino, espinaca y manzana es una elección brillante. El pepino, con su alto contenido de agua, te hidrata y ayuda a mantenerte lleno durante la noche. La espinaca, rica en nutrientes, agrega un impulso de saciedad, y la manzana aporta un toque de dulzura sin aumentar significativamente las calorías. Este jugo no solo es una opción baja en calorías antes de dormir, sino también una estrategia efectiva para mantener el hambre nocturna a raya.

Otra opción innovadora es el jugo de zanahoria, naranja y jengibre. Las zanahorias, con su dulzura natural, aportan fibra y nutrientes esenciales, ayudando a controlar el hambre. Las naranjas no solo añaden un toque cítrico, sino que también aportan vitamina C, que puede tener efectos beneficiosos en la calidad del sueño. El jengibre, con sus propiedades antiinflamatorias, puede calmar tu sistema digestivo, contribuyendo a una sensación de bienestar antes de acostarte. Este jugo es una opción multifacética que no solo controla el hambre nocturna, sino que también promueve un sueño reparador.

Jugos que Favorecen la Relajación y Mejoran la Calidad del Sueño

Estos jugos no solo te deleitarán con su sabor, sino que también te ayudarán a relajarte y a mejorar la calidad de tu sueño. Descubre estas opciones irresistibles que te permitirán cerrar el día de manera perfecta y despertarte renovado al día siguiente.

Comencemos con el jugo de manzanilla y pera. La manzanilla, conocida por sus propiedades relajantes, es una opción clásica para inducir el sueño. Combinada con la dulzura suave de la pera, este jugo no solo es reconfortante sino también efectivo para promover la relajación antes de acostarte. Además, la pera contiene melatonina natural, una hormona clave para regular el ciclo del sueño. Cada sorbo de este jugo es como un bálsamo calmante que prepara tu cuerpo y mente para una noche de sueño reparador.

Otra opción apacible es el jugo de lavanda y arándanos. La lavanda, con su aroma distintivo, es conocida por sus propiedades relajantes y calmantes. Los arándanos, ricos en antioxidantes, complementan esta mezcla con beneficios adicionales para la salud cerebral. Este jugo no solo es una experiencia sensorial única, sino también una herramienta efectiva para mejorar la calidad del sueño y reducir el estrés acumulado durante el día.

Si buscas una opción reconfortante, el jugo de plátano y leche de almendra es perfecto. El plátano, rico en triptófano, promueve la producción de melatonina y serotonina, ayudando a regular el sueño. La leche de almendra, además de ser una alternativa ligera a la leche láctea, aporta magnesio, que contribuye a la relajación muscular. Este jugo cremoso es como un abrazo reconfortante antes de dormir, asegurándote de que te sumerjas en un sueño profundo y reparador.

Otra opción deliciosa es el jugo de cereza y yogur natural. Las cerezas, además de ser ricas en melatonina, tienen propiedades antiinflamatorias que pueden ayudar a relajar los músculos. Combinadas con el yogur natural, que aporta probióticos y calcio, este jugo es una opción deliciosa y nutritiva que prepara tu cuerpo para un sueño reparador. Cada sorbo es como una invitación a sumergirte en un sueño profundo y tranquilo.

Al incorporar estas opciones a tu rutina nocturna, estás tomando medidas prácticas para mantener el equilibrio en tu vida y avanzar hacia tus objetivos de pérdida de peso con confianza y bienestar.

Jugos Refrescantes Y Bajos En Calorías

Imagina un escenario en el que disfrutas de bebidas refrescantes, llenas de sabor, sin preocuparte por las calorías adicionales. Descubre el mundo de las alternativas bajas en calorías que no solo satisfarán tu sed, sino que también te permitirán mantener tu compromiso con una alimentación saludable!

Comencemos con el refrescante jugo de sandía y menta. ¿Hay algo mejor que la sandía en un día caluroso? Esta fruta es en su mayoría agua, lo que la convierte en una opción ideal para mantenerte hidratado. Además, la menta añade un toque fresco y revitalizante. Este jugo no solo es una explosión de sabores refrescantes, sino también una opción inteligente para aquellos que buscan una alternativa baja en calorías. Cada sorbo es como una hidratación deliciosa que también cuida de tu figura.

Otra opción tentadora es el jugo de limón y pepino. El limón, con su acidez vibrante, aporta un toque cítrico, mientras que el pepino, con su alto contenido de agua, refresca y hidrata. Esta combinación es perfecta para esos días en los que necesitas algo revitalizante sin agregar calorías adicionales a tu ingesta diaria. Además, el sabor único de este jugo lo hace perfecto para cualquier ocasión, desde una tarde soleada hasta una reunión con amigos. Cada sorbo es una experiencia refrescante que no compromete tu compromiso con un estilo de vida saludable.

Si buscas algo más exótico, el jugo de piña y coco es la elección ideal. La piña, con su dulzura tropical, combina maravillosamente con el sabor suave del coco. Ambas frutas son bajas en calorías y ricas en agua, lo que las convierte en compañeras perfectas para mantenerte hidratado durante el día. Este jugo no solo te transportará a una isla paradisíaca con cada sorbo, sino que también te permitirá disfrutar de un momento de indulgencia sin preocuparte por las calorías adicionales.

Además, el jugo de arándanos y lima es una opción vibrante y baja en calorías. Los arándanos, cargados de antioxidantes, aportan un toque dulce y agrio, mientras que la lima añade un toque cítrico. Este jugo es una explosión de sabores que no solo te refrescará, sino que también contribuirá a tu ingesta diaria de líquidos sin agregar un exceso de calorías. Cada sorbo es como un estallido de frescura que te ayuda a mantener la hidratación sin comprometer tus objetivos de salud.

Jugos Refrescantes Ideales para Épocas de Calor

Imagina tener a tu disposición una serie de jugos refrescantes que no solo alivian la sed, sino que también hacen frente al calor sofocante. Esta variedad de opciones te ayudarán a mantenerte fresco y revitalizado, incluso en los días más calurosos. Estos jugos no solo son una deliciosa indulgencia, sino también una estrategia inteligente para enfrentar las altas temperaturas.

Comencemos con el jugo de melón y pepino. La jugosidad del melón y la frescura del pepino se combinan para crear una bebida que no solo es baja en calorías sino también extremadamente hidratante. Estos ingredientes contienen una gran cantidad de agua, lo que ayuda a mantenerte fresco y revitalizado durante el calor del verano. Este jugo no solo es un placer para tus papilas gustativas, sino también una elección inteligente para combatir el calor y mantenerte en tu mejor forma.

Otra opción refrescante es el jugo de frutas del bosque y albahaca. Los frutos del bosque, como las fresas y los arándanos, son ricos en antioxidantes y agua, proporcionando un doble beneficio: refrescar y nutrir tu cuerpo. La albahaca añade un toque aromático y refrescante a esta mezcla, creando un jugo que no solo es ideal para mantenerse hidratado, sino también para disfrutar durante los días calurosos. Cada sorbo es como un bálsamo refrescante que eleva tu bienestar incluso en la canícula del verano.

Si buscas algo más tropical, el jugo de mango y piña es una opción exquisita. El mango, con su sabor dulce y tropical, y la piña, con su frescura característica, se combinan para crear un jugo que no solo es una delicia, sino también una forma efectiva de mantenerte hidratado. Estas frutas no solo te transportan mentalmente a una playa paradisíaca, sino que también te ofrecen una solución refrescante para combatir el calor estival. Cada sorbo es como un escape a la frescura tropical, incluso cuando estás atrapado en la ciudad durante el verano.

Además, el jugo de pepino y menta es una opción clásica y refrescante. El pepino, con su alto contenido de agua, te mantiene hidratado, mientras que la menta agrega un toque revitalizante. Este jugo es perfecto para esos días en los que el calor es implacable y necesitas una bebida que no solo satisfaga tu sed, sino que también te ayude a mantenerte fresco y lleno de energía.

Al disfrutar de estas deliciosas alternativas, no solo satisfarás tu sed, sino que también cuidarás de tu cuerpo de una manera inteligente y sabrosa. ¡Prepárate para disfrutar de la frescura y el sabor mientras enfrentas los días calurosos con vitalidad y bienestar!

Palabras Finales

Ahora, para asegurarte de aprovechar al máximo esta experiencia y alcanzar tus objetivos, te presento algunas recomendaciones finales que te guiarán hacia el éxito.

Primero y ante todo, la consistencia es la clave. Incorporar jugos para adelgazar en tu rutina diaria puede llevar tiempo antes de ver resultados significativos. No te desanimes si no experimentas cambios inmediatos. Recuerda que la pérdida de peso saludable es un proceso gradual. Sigue siendo constante en tu enfoque y celebra cada pequeño logro en el camino.

Además, diversificar tus opciones de jugos es esencial. Experimenta con diferentes combinaciones de frutas, verduras y otros ingredientes para mantener tu plan de alimentación interesante y nutritivo. Esto no solo evitará que te aburras, sino que también garantizará que obtengas una variedad de nutrientes esenciales para tu cuerpo.

No subestimes el poder del agua. Aunque los jugos son una excelente manera de mantenerse hidratado, es crucial mantener una ingesta adecuada de agua pura. El agua desempeña un papel vital en la pérdida de peso al ayudar en la digestión, eliminar toxinas y mantener la salud general de tu cuerpo. Combina tus jugos con suficiente agua para maximizar los beneficios.

Aprender a escuchar a tu cuerpo es fundamental. Si bien los jugos pueden ser nutritivos y deliciosos, es esencial prestar atención a las señales de hambre y saciedad. No te saltes comidas sustanciales en favor de los jugos. Estos deben ser un complemento a una dieta equilibrada y no un reemplazo de comidas clave. Mantén un equilibrio adecuado para asegurar que tu cuerpo reciba todos los nutrientes esenciales que necesita.

Además, considera la posibilidad de incluir actividad física en tu rutina diaria. La combinación de una dieta saludable con ejercicio regular potenciará los efectos positivos de los jugos para adelgazar. El ejercicio no solo quema calorías, sino que también mejora tu salud cardiovascular, fortalece tus músculos y contribuye a una pérdida de peso sostenible.

No te olvides de cuidar tu bienestar mental. La pérdida de peso exitosa no solo se trata de cambios físicos, sino también de un cambio de mentalidad. Mantén una actitud positiva, celebra tus logros y aprende de los desafíos. El amor propio y la auto aceptación son componentes esenciales de cualquier viaje de pérdida de peso exitoso.

Precauciones y Consideraciones al Incorporar Jugos en la Dieta

Aquí te presento algunas precauciones y consideraciones para garantizar que tu viaje hacia la pérdida de peso sea seguro y efectivo.

En primer lugar, es fundamental recordar que los jugos no deben ser la única fuente de nutrientes en tu dieta. Aunque son una adición valiosa, no deben reemplazar las comidas principales. Los jugos a menudo carecen de proteínas y grasas esenciales, nutrientes que tu cuerpo necesita para funcionar correctamente. Asegúrate de mantener una dieta equilibrada y variada.

Además, ten cuidado con el contenido calórico de tus jugos. Aunque estás buscando perder peso, algunos jugos pueden contener una cantidad significativa de calorías, especialmente si incluyen ingredientes ricos en azúcares naturales o añadidos. Controla las porciones y asegúrate de incluir una variedad de ingredientes bajos en calorías para mantener el equilibrio.

La calidad de tus ingredientes es esencial. Opta por productos frescos y orgánicos siempre que sea posible. Esto no solo garantiza un mayor contenido de nutrientes, sino que también reduce la exposición a pesticidas y otras sustancias químicas. La frescura de tus ingredientes contribuirá a la calidad general de tus jugos.

Ten en cuenta tus necesidades calóricas diarias y ajusta tu ingesta en consecuencia. No todos los cuerpos son iguales, y las necesidades calóricas varían según la edad, el género, el nivel de actividad y otros factores individuales. Consulta con un profesional de la salud o un nutricionista para determinar la cantidad de calorías que necesitas y ajusta tus porciones de jugos en consecuencia.

Además, si tienes condiciones médicas preexistentes o estás tomando medicamentos, es crucial consultar con tu médico antes de hacer cambios significativos en tu dieta. Algunos ingredientes de los jugos pueden interactuar con ciertos medicamentos o afectar condiciones médicas específicas. Tu salud es lo primero, y obtener la aprobación de tu médico es esencial.

Evita caer en la trampa de las dietas extremadamente restrictivas basadas solo en jugos. Estas dietas pueden ser peligrosas y no proporcionan todos los nutrientes esenciales que tu cuerpo necesita. En lugar de eso, utiliza los jugos como una herramienta complementaria dentro de un enfoque más amplio de pérdida de peso que incluya una dieta equilibrada y ejercicio regular.

En resumen, al incorporar jugos para adelgazar en tu vida, sigue estas precauciones y consideraciones para garantizar un viaje seguro y efectivo hacia la pérdida de peso. Tu salud es lo más importante, y abordar este proceso con precaución y conocimiento te llevará a resultados más duraderos y satisfactorios.

Recetas De Jugos Para Estimular La Quema De Grasas

Jugo Clásico de Toronja, Piña y Menta:

Ingredientes:

- Toronja
- Piña
- Menta

Preparación:

Combina el jugo de toronja recién exprimido con trozos de piña fresca en una licuadora. Agrega unas hojas de menta para dar un toque refrescante. Mezcla hasta obtener una consistencia suave. Disfruta este elixir que no solo es placentero para el paladar sino que también activa la quema de grasas.

Jugo de Pepino, Limón y Jengibre:

Ingredientes:

- Pepino

- Limón

- Jengibre

Preparación:

Licua pepino pelado, jugo de limón y jengibre fresco pelado. Asegúrate de mantener el alto contenido de agua del pepino para una hidratación efectiva. Este jugo no solo te mantendrá hidratado sino que también impulsará tu cuerpo hacia una mayor eficiencia en la eliminación de grasas no deseadas.

Jugo de Sandía, Fresa y Menta:

Ingredientes:

- Sandía

- Fresas

- Menta

Preparación:

Combina trozos de sandía y fresas en la licuadora y agrega unas hojas de menta. Mezcla hasta obtener una consistencia suave. Este jugo no solo es indulgente para el paladar, sino que también impulsa tus objetivos de quema de grasas de manera deliciosa.

Jugo de Manzana, Apio y Canela:

Ingredientes:

- Manzana

- Apio

- Canela

Preparación:

Licua manzana cortada, apio y una pizca de canela en polvo. La combinación de estos ingredientes crea un jugo sabroso que trabaja en armonía para apoyar tus esfuerzos de pérdida de peso.

Jugo de Té Verde, Piña y Menta:

Ingredientes:

- Té verde

- Piña

- Menta

Preparación:

Combina té verde recién preparado con trozos de piña y hojas de menta en la licuadora. Mezcla hasta obtener una consistencia suave. Este poderoso elixir no solo estimula la quema de grasas, sino que también ofrece un impulso antioxidante para respaldar tu salud general.

Jugo Refrescante de Pomelo, Pepino y Hierbabuena:

Ingredientes:

- Pomelo

- Pepino

- Hierbabuena

Preparación:

Combina el jugo de pomelo, rodajas de pepino y hojas de hierbabuena en la licuadora. Mezcla hasta obtener una consistencia suave. Este jugo refrescante no solo es delicioso, sino que también ayuda a activar la quema de grasas.

Jugo Detox de Limón, Espinaca y Jengibre:

Ingredientes:

- Limón

- Espinaca

- Jengibre

Preparación:

Licua el jugo de limón, hojas de espinaca fresca y jengibre pelado. Este jugo detox no solo contribuye a la pérdida de peso, sino que también impulsa tu sistema con nutrientes esenciales.

Jugo Energizante de Manzana Verde, Perejil y Apio:

Ingredientes:

- Manzana verde

- Perejil

- Apio

Preparación:

Licua manzana verde, hojas de perejil y apio. Este jugo energizante no solo te ayuda a quemar grasas, sino que también te proporciona un impulso de energía natural.

Jugo Tropi-Verde de Kiwi, Espinaca y Coco:

Ingredientes:

- Kiwi

- Espinaca

- Coco (agua o trozos de pulpa)

Preparación:

Combina kiwi, espinaca y coco en la licuadora. Mezcla hasta obtener una textura suave. Este jugo tropical no solo es delicioso, sino que también favorece la quema de grasas de manera efectiva.

Jugo Antioxidante de Arándanos, Almendra y Cúrcuma:

Ingredientes:

- Arándanos

- Almendra (leche o trozos)

- Cúrcuma

Preparación:

Combina arándanos, almendras y cúrcuma en la licuadora. Mezcla hasta obtener una consistencia suave. Este jugo no solo ayuda en la pérdida de peso, sino que también ofrece beneficios antioxidantes.

Jugo Digestivo de Papaya, Menta y Aloe Vera:

Ingredientes:

- Papaya

- Menta

- Gel de aloe vera

Preparación:

Licua papaya, hojas de menta y gel de aloe vera. Este jugo digestivo no solo contribuye a quemar grasas, sino que también favorece la salud digestiva.

Jugo Antiinflamatorio de Zanahoria, Cúrcuma y Naranja:

Ingredientes:

- Zanahoria

- Cúrcuma

- Naranja

Preparación:

Combina zanahoria, cúrcuma y jugo de naranja en la licuadora. Mezcla hasta obtener una textura suave. Este jugo no solo ayuda en la quema de grasas, sino que también combate la inflamación.

Jugo Termogénico de Frutas Rojas, Pimienta de Cayena y Limón:

Ingredientes:

- Frutas rojas (fresas, frambuesas, etc.)

- Pimienta de cayena

- Limón

Preparación:

Licua frutas rojas, una pizca de pimienta de cayena y jugo de limón. Este jugo termogénico estimula el metabolismo y favorece la quema de grasas.

Jugo Hidratante de Melón, Pepino y Agua de Coco:

Ingredientes:

- Melón

- Pepino

- Agua de coco

Preparación:

Combina melón, pepino y agua de coco en la licuadora. Mezcla hasta obtener una consistencia suave. Este jugo no solo es hidratante, sino que también contribuye a la pérdida de peso.

Jugo Revitalizante de Granada, Espinaca y Miel:

Ingredientes:

- Granada

- Espinaca

- Miel (opcional)

Preparación:

Licua granada, espinaca y, si lo deseas, agrega un toque de miel. Este jugo revitalizante no solo es delicioso, sino que también apoya la quema de grasas de manera saludable.

Jugo Verde Desintoxicante de Pepino, Apio y Kale:

Ingredientes:

- Pepino

- Apio

- Kale (col rizada)

Preparación:

Licua pepino, apio y kale para obtener un jugo desintoxicante que apoye tu objetivo de pérdida de peso y limpieza interna.

Jugo Tropical de Guayaba, Mango y Hierbabuena:

Ingredientes:

- Guayaba

- Mango

- Hierbabuena

Preparación:

Combina guayaba, mango y hojas de hierbabuena en la licuadora. Disfruta de este jugo tropical que también ayuda a quemar grasas.

Jugo Antiinflamatorio de Cereza, Cúrcuma y Jengibre:

Ingredientes:

- Cerezas

- Cúrcuma

- Jengibre

Preparación:

Licua cerezas, cúrcuma y jengibre para obtener un jugo antiinflamatorio que respalda la pérdida de peso y reduce la inflamación.

Jugo Cítrico de Mandarina, Piña y Albahaca:

Ingredientes:

- Mandarina

- Piña

- Albahaca

Preparación:

Combina mandarina, piña y hojas de albahaca para un jugo cítrico y aromático que contribuye a la quema de grasas.

Jugo de Remolacha, Zanahoria y Limón:

Ingredientes:

- Remolacha

- Zanahoria

- Limón

Preparación:

Licua remolacha, zanahoria y jugo de limón para obtener un jugo colorido y nutritivo que apoya la pérdida de peso.

Jugo Energético de Bayas Mixtas, Espinaca y Chía:

Ingredientes:

- Bayas mixtas (fresas, arándanos, moras)

- Espinaca

- Semillas de chía

Preparación:

Combina bayas mixtas, espinaca y semillas de chía para un jugo energético que también contribuye a la quema de grasas.

Jugo de Ciruela, Pera y Canela:

Ingredientes:

- Ciruela

- Pera

- Canela

Preparación:

Licua ciruela, pera y una pizca de canela para un jugo delicioso y aromático que apoya tu meta de pérdida de peso.

Jugo de Aguacate, Piña y Espinaca:

Ingredientes:

- Aguacate

- Piña

- Espinaca

Preparación:

Combina aguacate, piña y espinaca para obtener un jugo cremoso y nutritivo que también ayuda en la quema de grasas.

Jugo Revitalizante de Melocotón, Pepino y Menta:

Ingredientes:

- Melocotón

- Pepino

- Menta

Preparación:

Licua melocotón, pepino y hojas de menta para un jugo revitalizante que complementa tu régimen para perder peso.

Jugo de Acelga, Limón y Perejil:

Ingredientes:

- Acelga

- Limón

- Perejil

Preparación:

Combina acelga, jugo de limón y perejil para un jugo verde lleno de nutrientes que impulsa la quema de grasas y la desintoxicación.

Jugo Refrescante de Kiwi, Manzana Verde y Albahaca:

Ingredientes:

- Kiwi

- Manzana verde

- Albahaca

Preparación:

Licua kiwi, manzana verde y hojas de albahaca para obtener un jugo refrescante que también favorece la quema de grasas.

Jugo Detox de Espárragos, Limón y Menta:

Ingredientes:

- Espárragos

- Limón

- Menta

Preparación:

Combina espárragos, jugo de limón y hojas de menta en la licuadora. Disfruta de este jugo detox que apoya tu objetivo de pérdida de peso.

Jugo Picante de Tomate, Pimiento y Perejil:

Ingredientes:

- Tomate

- Pimiento

- Perejil

Preparación:

Licua tomate, pimiento y perejil para un jugo picante y lleno de sabor que también contribuye a la quema de grasas.

Jugo Antioxidante de Moras, Granada y Cúrcuma:

Ingredientes:

- Moras

- Granada

- Cúrcuma

Preparación:

Combina moras, granada y cúrcuma en la licuadora. Este jugo antioxidante no solo es delicioso sino que también respalda tu proceso de adelgazamiento.

Jugo Energizante de Naranja, Zanahoria y Jengibre:

Ingredientes:

- **Naranja**

- **Zanahoria**

- **Jengibre**

Preparación:

Licua naranja, zanahoria y jengibre para un jugo energizante que también ayuda a quemar grasas de manera natural.

Jugo de Ciruela Pasa, Perca y Aloe Vera:

Ingredientes:

- Ciruela pasa

- Pera

- Gel de aloe vera

Preparación:

Combina ciruela pasa, pera y gel de aloe vera para un jugo nutritivo que apoya la pérdida de peso y mejora la digestión.

Jugo Digestivo de Papaya, Menta y Chía:

Ingredientes:

- Papaya

- Menta

- Semillas de chía

Preparación:

Licua papaya, hojas de menta y semillas de chía para un jugo digestivo que complementa tu dieta para adelgazar.

Jugo de Pomelo, Aguacate y Espinaca:

Ingredientes:

- Pomelo

- Aguacate

- Espinaca

Preparación:

Combina pomelo, aguacate y espinaca en la licuadora para obtener un jugo lleno de nutrientes y beneficios para la quema de grasas.

Jugo Calmante de Manzanilla, Piña y Chía:

Ingredientes:

- Manzanilla

- Piña

- Semillas de chía

Preparación:

Licua manzanilla, piña y semillas de chía para un jugo calmante que también contribuye a tu meta de adelgazamiento.

Jugo Antiinflamatorio de Té Verde, Mango y Cúrcuma:

Ingredientes:

- Té verde

- Mango

- Cúrcuma

Preparación:

Combina té verde, mango y cúrcuma en la licuadora. Disfruta de este jugo antiinflamatorio que apoya la quema de grasas y promueve la salud general.

Jugo de Arándanos, Kiwi y Albahaca:

Ingredientes:

- Arándanos

- Kiwi

- Albahaca

Preparación:

Licua arándanos, kiwi pelado y hojas de albahaca. Disfruta este jugo rico en antioxidantes que también respalda la quema de grasas.

Jugo de Mango, Pera y Jengibre:

Ingredientes:

- Mango

- Pera

- Jengibre

Preparación:

Mezcla trozos de mango maduro, pera y jengibre fresco pelado en la licuadora. Este jugo no solo es delicioso sino que también ofrece beneficios antiinflamatorios.

Jugo de Berenjena, Limón y Menta:

Ingredientes:

- Berenjena

- Limón

- Menta

Preparación:

Combina berenjena picada, jugo de limón y hojas de menta en la licuadora. Un jugo refrescante que contribuye a la desintoxicación y quema de grasas.

Jugo de Pomelo, Naranja y Cúrcuma:

Ingredientes:

- Pomelo

- Naranja

- Cúrcuma

Preparación:

Exprime pomelo y naranja, luego agrega una pizca de cúrcuma en polvo. Este jugo cítrico y lleno de antioxidantes es ideal para apoyar la pérdida de peso.

Jugo de Papaya, Limón y Menta:

Ingredientes:

- Papaya

- Limón

- Menta

Preparación:

Licua papaya madura, jugo de limón y hojas de menta. Un jugo tropical que ayuda en la digestión y ofrece frescura.

Jugo de Aguacate, Espinaca y Limón:

Ingredientes:

- Aguacate

- Espinaca

- Limón

Preparación:

Combina aguacate, espinaca y jugo de limón en la licuadora. Este batido cremoso es rico en grasas saludables y nutrientes.

Jugo de Guayaba, Pepino y Perejil:

Ingredientes:

- Guayaba

- Pepino

- Perejil

Preparación:

Mezcla guayaba picada, pepino y hojas de perejil en la licuadora. Un jugo lleno de vitamina C y propiedades diuréticas.

Jugo de Frutas del Bosque, Limón y Menta:

Ingredientes:

- Frutas del bosque (arándanos, moras, fresas)

- Limón

- Menta

Preparación:

Combina frutas del bosque, jugo de limón y hojas de menta. Este jugo antioxidante es bajo en calorías y delicioso.

Jugo de Ciruela, Zanahoria y Canela:

Ingredientes:

- Ciruela

- Zanahoria

- Canela

Preparación:

Licua ciruela sin hueso, zanahoria y una pizca de canela. Este jugo es una opción dulce y saciante.

Jugo de Kale, Piña y Limón:

Ingredientes:

- Kale (col rizada)

- Piña

- Limón

Preparación:

Combina kale, trozos de piña y jugo de limón. Un jugo verde lleno de nutrientes y bajo en calorías.

Agradecimiento

En este momento de profundo agradecimiento, quiero expresar mi más sincero reconocimiento a cada uno de ustedes que ha decidido sumergirse en las páginas de mi libro. Es un honor y un placer tenerlos como parte de esta comunidad comprometida con la salud y el bienestar.

"Jugos Para Adelgazar" nació con la firme creencia de que la pérdida de peso no debería ser un viaje tedioso y restrictivo, sino una experiencia deliciosa y enriquecedora. Desde el principio, nuestra meta fue ofrecerles no solo recetas prácticas y efectivas, sino también una guía amigable que los acompañara en su camino hacia una vida más saludable.

Hoy, al mirar hacia atrás y reflexionar sobre el viaje que hemos emprendido juntos, estoy lleno de gratitud por su confianza y dedicación. Ustedes han adoptado la filosofía de "Jugos Para Adelgazar" con entusiasmo, explorando nuevos sabores y abrazando un enfoque equilibrado para alcanzar sus metas de pérdida de peso.

Cada revisión, cada mensaje de aprecio y cada historia de éxito que comparten son la chispa que impulsa este proyecto. Es testimonio de una comunidad comprometida con el cambio positivo y el bienestar general. Me llena de alegría pensar en el impacto positivo que juntos estamos teniendo en la vida de cada lector.

Les insto a seguir explorando las recetas, a experimentar con ingredientes frescos y a descubrir el placer de nutrir sus cuerpos de manera saludable. Su viaje no termina aquí; más bien, estamos en el comienzo de un camino continuo hacia un estilo de vida más saludable y consciente.

Como autor de "Jugos Para Adelgazar", estoy aquí para apoyarlos en cada paso del camino. Y ahora, quiero pedirles un pequeño favor que significa mucho para mí. Si han encontrado útil este libro, si han disfrutado de las recetas y si sienten que ha agregado un valor positivo a sus vidas, los invito amablemente a dejar una reseña en la plataforma donde adquirieron el libro.

Sus reseñas no solo nos brindan un valioso feedback, sino que también ayudan a otros lectores a descubrir y beneficiarse de "Jugos Para Adelgazar". Su experiencia y opiniones son fundamentales, y serán la guía que inspire a futuros lectores a dar el paso hacia un estilo de vida más saludable.

Una vez más, gracias por ser parte de esta comunidad vibrante y comprometida. Su apoyo y participación han convertido "Jugos Para Adelgazar" en lo que es hoy, y estoy emocionado por el viaje que aún nos espera.

Con gratitud y buenos deseos para su salud y felicidad continua, Maricela R. Hernández.

Bono – Cómo Adelgazar: Guía Completa Para La Pérdida De Peso Sostenible

Querido lector, Como muestra de agradecimiento, quiero obsequiarte un valioso recurso adicional que complementará tu viaje hacia una vida más saludable:

Cómo Adelgazar: Guía Completa Para La Pérdida De Peso Sostenible.

Este libro adicional es una guía completa diseñada para brindarte información esencial y práctica sobre cómo lograr una pérdida de peso sostenible. Aquí hay un vistazo a lo que encontrarás dentro:

- **Ponte En Acción:** Consejos prácticos para comenzar tu viaje de pérdida de peso.

- **Prepárate:** Herramientas y estrategias para prepararte mental y físicamente.

- **Información Sobre Nutrición Y Dietas:** Conceptos clave para tomar decisiones informadas sobre tu alimentación.

- **Principios Comprobados Para La Pérdida De Peso:** Estrategias respaldadas por la investigación para alcanzar tus metas.

- **Ejercicio:** Una mirada integral a la importancia del ejercicio en tu viaje de pérdida de peso.

- **Ejemplo De Plan Semanal De Comidas Para La Pérdida De Peso:** Ideas prácticas para organizar tus comidas de manera saludable.

- **Consejos Para Comprar Alimentos Saludables:** Cómo seleccionar alimentos nutritivos mientras compras.

- **Errores De Principiantes Que Debes Evitar:** Evita obstáculos comunes en tu camino hacia la pérdida de peso.

Este libro está diseñado para complementar y potenciar los beneficios que ya estás obteniendo con "Jugos Para Adelgazar".

Ambos libros trabajan en conjunto para brindarte un enfoque holístico para mejorar tu salud y bienestar. Gracias nuevamente por tu compromiso. ¡Que ambos libros te inspiren y guíen hacia un camino más saludable y feliz!

Aquí lo puedes descargar: